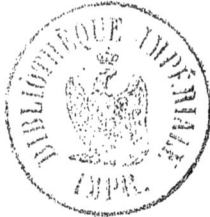

L'EMPOISONNEMENT PAR LE PLOMB

ET

LA COLIQUE SÈCHE DES PAYS CHAUDS.

L'EMPOISONNEMENT

PAR LE PLOMB

ET

LA COLIQUE SÈCHE DES PAYS CHAUDS

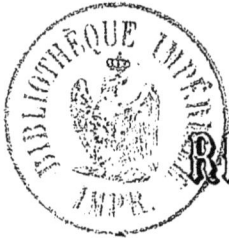

RECHERCHE

DE

LA SOLUTION D'UN PROBLÈME NOSOLOGIQUE

**À propos de faits morbides observés pendant l'Été
et l'Automne de l'Année 1865,
à Castelmoron-sur-Lot,**

PAR

Le docteur Thévenin Conqueret

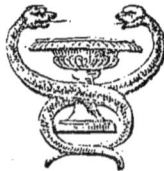

AGEN
Imprimerie F. Bonnet.
1865

I

L'action toxique des préparations de plomb est bien connue, et le diagnostic de cet empoisonnement n'offre aucune difficulté ; car, outre de nombreux symptômes caractéristiques, l'existence, pour ainsi dire constante, sur les gencives et sur les dents, d'une coloration ardoisée, indice de la formation dans leur tissu d'un sulfure de plomb, est de nature à lever tous les doutes qu'on pourrait avoir. Cependant, quelques faits morbides, présentant une certaine analogie avec l'empoisonnement saturnin, observés dans diverses contrées et attribués à une autre cause, sont de nature à jeter un peu de trouble et de confusion dans l'esprit du médecin.

On a observé, en effet, depuis longtemps, dans les pays chauds, à Madrid, à Cayenne, à Surinam, etc., et dans les pays où on fait du cidre, comme le Poitou, la Normandie et le Devonshire, une maladie caractérisée, après quelques jours de malaise et d'inappétence, par des douleurs violentes dans le ventre, augmentant rarement par la pression, et, au contraire, souvent soulagées par elle. Comme dans la colique de plomb, la constipation est des plus opiniâtres ; il y a des nausées, puis des vomissements bilieux, jaunes ou d'un vert porracé ; un véritable ténesme vésical rend l'excrétion urinaire difficile ; souvent encore, comme dans la colique de plomb, il existe une suffusion ictérique et les malades se plaignent de crampes douloureuses dans les mollets, les cuisses, les bras. Ces souffrances ne leur laissent aucun repos et cependant la température du corps reste normale et le pouls conserve son rhythme.

Jusqu'ioi c'est une ressemblance frappante avec la colique de plomb, mais rien n'y manque, car, si l'affection s'aggrave, les malades peuvent devenir amaurotiques et beaucoup ont du délire, du coma ou des mouvements convulsifs épileptiformes qui les emportent rapidement.

Bien que la maladie ait, le plus souvent, une heureuse issue, elle peut passer à l'état chronique et amener le dépérissement et le marasme. Ceux qui guérissent sont quelquefois frappés consécutivement de paralysie des poignets ou des membres inférieurs et les rechutes sont fréquentes.

La ressemblance entre cette singulière affection et l'empoisonnement par le plomb est si complète « qu'on pourrait dire, dit le » professeur Grisolle, que la colique végétale et la colique saturnine ne se distinguent entre elles que par la cause qui les produit. »

II

Des auteurs très-recommandables sont depuis longtemps persuadés que ces maladies sont identiques de nature et d'origine, et les coliques observées dans les pays où l'on fait du cidre, comme la Normandie et le Devonshire, ont été définitivement rattachées à leur cause légitime, le plomb accidentellement ou volontairement mis dans cette boisson; mais, pour les coliques des pays chauds, il reste encore des doutes dans l'esprit de beaucoup de médecins, et un grand nombre de chirurgiens de marine repoussent l'identité des deux maladies. Un des plus distingués, le docteur Fonssagrives, a, dans le temps, (*Gazette des Hôpitaux*), formulé en ce sens une opinion bien tranchée :

« S'agit-il, dit M. Fonssagrives, de démontrer l'identité ou la
non identité de deux affections de causes non spécifiques, il est
de toute nécessité d'interroger simultanément l'étiologie et la
symptomalogie. Mais lorsqu'il s'agit de maladies spécifiques pouvant avoir une physionomie symptomatologique très-analogue,
identique même, bien que produites par deux *poisons* différents
(c'est ici le cas où l'on se trouve), c'est la spécificité de leurs causes qui doit constituer entr'elles une différence radicale. Les
preuves étiologiques sont, dans ce cas, prédominantes, et les
preuves symptomatologiques accessoires.» M. Fonssagrives, par-
tant de ce principe, formule la question à résoudre en ces ter-
mes : La colique végétale et la colique de plomb ont-elles, oui ou
non, la même cause spécifique ? Procèdent-elles toutes les deux
de l'empoisonnement saturnin ?

En ce qui concerne l'étiologie de la colique nerveuve eudémi-
que des pays chauds, dit M. Fonssagrives, le plomb n'y inter-
vient en rien; c'est ce que démontrent pour lui les arguments
suivants :

1° Rien de plus simple d'ordinaire que la démonstration d'un
empoisonnement saturnin ; on conclut de la symptomatologie à
la cause, et quand on a reconnu l'affection, on ne tarde pas à
trouver ici une profession qui force à manier du plomb, là du vin
dulcifié par la litharge ; ailleurs, un puits qui contamine l'eau po-
table. A bord d'un navire, rien de semblable ; cette prétendue colique saturnine met brusquement quinze ou vingt hommes sur
les cadres, et le poison métallique qui est censé la produire est
plus insaisissable dans cette enceinte de quelques pieds, au milieu d'une population compacte et isolée, qu'il ne l'est dans nos
villes, où les habitants mélangent les influences du dehors avec
celles de leur demeure.

2° Admettant un instant la possibilité d'une influence saturnine
à bord d'un navire, M. Foassagrives passe ainsi en revue les diverses causes qui pourraient lui donner naissance :

L'air doit tout d'abord être mis hors de cause. Il n'y a pas ici de peinture fraîche qu'on puisse incriminer; celle qu'on embarque au départ est contenue dans des caisses en tôle hermétiquement closes. A bord de l'*Eldorado*, le renouvellement de la peinture du pont, non-seulement n'aggravait pas les cas de colique sèche existants aux époques où cette opération se faisait, mais n'en faisait nullement surgir de nouveaux. D'ailleurs, la céruse a été depuis plusieurs années remplacée, pour la peinture des bâtiments, par le blanc de zinc; et le nombre des cas recueillis, depuis que cette réforme est opérée, n'indique en rien que la colique sèche soit devenue moins fréquente.

Les lames ou tuyaux de plomb des gouttières, dalots, cornaux, etc., doivent également être innocentées de cette contamination aérienne; car, malgré l'odeur qu'acquièrent certains métaux quand on les frotte, personne n'a jamais admis la volatilisation de quelques-unes de leurs molécules sous une température modérée.

L'eau distillée s'est vu accusée de donner naissance à tous les cas de colique végétale qui se produisent sur les navires. On a dit que la colique sèche avait redoublé de fréquence depuis la généralisation des alambics distillatoires; cela est vrai, mais en même temps que s'étendait l'usage de l'eau distillée, la marine à vapeur prenait de plus en plus de développement, et la prédilection notoire du fléau pour les steamers explique pourquoi il a gagné du terrain à mesure que le nombre de ces navires s'est accru.

L'étamage de l'évaporateur et du serpentin a été accusé de ce méfait d'empoisonnement. Or, est-ce là une incrimination sérieuse? Combien est infinitésimale la quantité de plomb qui peut ainsi être entraînée par l'eau?

Le tuyau de conduite en plomb portant l'eau du condenseur dans la cale, sur lequel on s'est également rejeté, a été remplacé, dans les navires de guerre, par une manche en toile, sans que le développement de la colique sèche ait paru gêné en rien par cette substitution. D'ailleurs, à l'époque où l'on faisait usage des tuyaux de conduite en plomb, M. Foassagrives a plusieurs fois soumis à l'analyse l'eau qui avait cheminé par cette voie, et il n'y a jamais trouvé du plomb.

Le Vin. — Le reproche qui a été adressé au vin de Champagne de produire les accidents saturnins ne peut paraître sérieux qu'aux médecins étrangers à la marine, qui ne savent pas toute l'étendue des sacrifices que s'impose l'Etat pour la bonne alimentation des équipages. Il en est de même du Bordeaux, qui a toujours été pur de toute dulcification saturnine.

Des recherches chimiques faites sur le pain fabriqué à bord ont donné des résultats tout aussi négatifs que pour le vin et l'eau.

L'urine des individus atteints de colique sèche n'a décelé aucune trace de composé plombique.

Enfin, M. Foassagrives n'a jamais vu, sur les sujets en proie à cette affection, *ni le liseré gingival de Burton, ni la coloration ardoisée des dents.*

Mais voici d'autres arguments :

Des bâtiments sans cuisine distillatoire sont décimés par la colique sèche, à côté d'autres navires où l'on ne boit que de l'eau distillée et qui n'ont pas un seul cas à leur bord.

La colique sèche sévit à terre, moins souvent, il est vrai, que sur les navires; mais encore est-elle assez fréquente dans quelques pays intertropicaux où l'on chercherait en vain l'eau distillée qui pourrait la faire naître, à Madagascar, à Taïti, aux Antilles, à Cayenne !

A bord du brick l'*Abeille,* l'équipage n'a guère bu pendant trois ans, sur la côte d'Afrique, que de l'eau distillée ; il n'y a pas eu un seul cas de colique sèche.

Pour M. Foassagrives, parmi les causes prédisposantes de la colique sèche, les unes sont relatives aux navires, les autres aux individus.

A l'égard des navires, il est deux faits bien démontrés, quoique pour lui inexplicables :

1° Les navires à vapeur sont plus exposés aux atteintes de la colique sèche que les navires à voile ;

2° Certains bâtiments ne peuvent reparaître dans les pays chauds sans être cruellement éprouvés par cette affection.

Relativement aux individus :

1° Les professions qui nécessitent l'approche des feux constituent une prédisposition puissante, mais qui a été exagérée ;

2° L'anémie, et surtout l'anémie paladéenne, est une prédisposition très-grande à contracter la colique sèche.

La colique sèche ne règne que dans les pays chauds. Elle est d'autant plus fréquente et d'autant plus meurtrière qu'on l'observe sous un climat plus ardent, et, dans toutes les stations, les bateaux à vapeur sont plus cruellement éprouvés que les navires à voiles. Pour M. Foassagrives c'est un empoisonnement miasmatique, une sorte de forme particulière de l'infection palustre, produite sans doute par la putréfaction végétale activée par la chaleur des pays torrides, et peut-être aussi, à bord des vaisseaux, par les miasmes qui se dégagent, sous l'influence d'une température de plus de 50 degrés, des charbons humides entassés dans dans les soutes.

III

Quelque péremptoires que paraissent les arguments du savant professeur de Brest, il n'est pas difficile, je crois, de leur opposer des objections et des arguments en sens contraire qui ont aussi leur valeur.

Et d'abord il n'est pas aussi facile qu'il le pense d'établir la démonstration d'un empoisonnement saturnin. A l'occasion d'une épidémie de *prétendues coliques sèches* qui régna, pendant plusieurs mois de l'année 1862, dans quelques communes des environs de Chartres, MM. Mannoury et Salmon prouvèrent, par leur persistance à en rechercher les causes, combien il faut parfois apporter de ténacité dans ces sortes d'investigations avant d'arriver à la vérité. Ce n'est qu'après un grand nombre de recherches qu'ils parvinrent à démontrer que la maladie, sur la cause de laquelle on avait été si longtemps incertain, n'était qu'une maladie de plomb déterminée par des masses de ce métal qu'on avait coulées dans toutes les cavités des deux paires de meules d'un moulin où se fabriquait la farine consommée par les personnes qui avaient été malades.

Je pourrais citer un grand nombre de faits semblables. En voici un, extrait d'un journal de médecine anglais. (Dublin. med. press., septembre 1864) :

Une demoiselle, âgée de vingt ans, consulta le docteur Ward-Cousins pour *une grande faiblesse dans les poignets*. La maladie avait commencé quinze mois auparavant par de la perte d'appétit, de la constipation, des vomissements suivis d'amaigrissement et de mobilité générale. Au moment où M. Cousins fut appelé à donner des soins à la malade, il y avait de la pâleur, un aspect cachectique, l'appétit était presque nul, et elle se plaignait d'un goût désagréable dans la bouche, mais *les gencives ne présentaient pas de liseré bleu*. La région malléolaire était œdémateuse et les jambes étaient couvertes en arrières de tâches livides et d'ulcérations superficielles. Les mains et les bras offraient tous les symptômes caractéristiques de la paralysie saturnine : poignets fléchis, impuissance presque complète d'étendre les doigts, atrophie musculaire prononcée des éminences thénar et hypothénar.

M. Cousins soupçonna de suite que la jeune malade était sous l'influence toxique du plomb introduit dans l'organisme par une voie inusitée, mais ce ne fut que par hasard, et en voyant sur son visage des traces d'une poudre cosmétique, qu'il pensa que là pouvait être le point de départ des accidents. Il acquit bientôt la

certitude que cette supposition était exacte, car la malade lui
avoua qu'elle était dans l'habitude de s'appliquer sur la peau du
blanc de perle, et un droguiste du voisinage lui apprit que depuis
plusieurs mois il fournissait à cette jeune personne et à ses sœurs
du carbonate de plomb, destiné sans doute à être employé comme
cosmétique.

Autre exemple :

En 1854, le docteur Maurice Meyer, de Berlin, publia dans un
journal allemand un cas de paralysie saturnine, causée par l'u-
sage d'un tabac en poudre contenant du plomb. En 1857, il eut
l'occasion d'en observer quatre autres :

Le premier est celui d'un pelletier, âgé de 38 ans, jusque-là
bien portant, qui, sans cause connue, fut frappé d'une paralysie
des trois doigts du milieu des deux mains. La contractilité et
la sensibilité électro-musculaire n'y étaient pas complétement
éteintes, mais elles étaient très-affaiblies ; elles étaient l'une et
l'autre parfaitement intactes, au contraire, dans les muscles su-
pinateurs, ainsi que dans tous les muscles de la région pal-
maire de l'avant-bras. M. Meyer soupçonna une intoxication saturnine, et ce soupçon se tourna en certitude lorsqu'il apprit que
le malade faisait usage d'un tabac à priser conservé dans son
emballage de plomb. Une analyse chimique de ce tabac y fit, en
effet, découvrir une notable quantité de ce métal.

Le second malade était un homme âgé de 43 ans, qui, depuis
six ans, prisait du tabac sorti de la même fabrique et conservé
de la même manière. Il avait eu, à plusieurs reprises, des coliques compliquées de troubles de la digestion, de jaunisse et de
constipation opiniâtre. En février 1855, il s'aperçut qu'il ne pouvait plus étendre le medius et l'index de la main droite ; les autres doigts furent successivement privés du même mouvement ;
enfin, plusieurs muscles du bras et des épaules des deux côtés se
paralysèrent. La cause étant supprimée, un traitement approprié
finit par triompher de tous ces accidents.

Le troisième et le quatrième malades de M. Maurice Meyer, présentèrent des symptômes analógues qui furent reconnus être causés par la même cause. Les *Annales d'hygiène* appelèrent, en effet, en 1855, l'attention sur le danger qu'il peut y avoir à conserver le tabac en poudre dans des boîtes de plomb; car il a été reconnu que le tabac à priser légèrement humide peut oxyder le plomb et le convertir en sel soluble; le tabac se recouvre dans ce cas d'un produit lamelleux qui a été trouvé être un mélange d'acetate, de carbonate, de chlorhydrate et de sulfate plombique, dont la quantité varie, pour une demi-livre de tabac, de six à trente grains.

Enfin, le docteur Ch. de Sainte-Marie m'a cité un cas d'empoisonnement saturnin produit dans une circonstance trop insolite pour que je néglige d'en parler : Un menuisier, de Bordeaux et ses deux enfants furent atteints de colique de plomb; il y eut paralysie et tous les symptômes ordinaires de l'intoxication saturnine; les gencives présentaient le liseré bleu caractéristique. Ce n'est qu'après de nombreuses recherches dirigées dans tous les sens, que mon confrère finit par découvrir la cause de l'empoisonnement. Ce menuisier brûlait depuis plusieurs années, dans une cheminée à mauvais tirage, qui laissait dégager beaucoup de fumée dans l'appartement, du vieux bois peint à la céruse.

On avouera que dans tous ces cas, dans le dernier surtout, il n'était pas facile de remonter jusqu'à la cause d'un empoisonnement qui était cependant manifeste malgré l'absence, chez la malade de M. Ward-Cousins, du liseré gingival. Ce symptôme qui, pour M. Foassagrives, serait destiné à différencier les deux maladies, manque, en effet, souvent dans les cas où le plomb n'a pas été introduit par les voies supérieures, la bouche ou les organes respiratoires. Telles sont les intoxications survenues à la suite de lavements d'acétate de plomb ou de l'application de compresses imbibées d'eau de Saturne sur les plaies. Le liseré ardoisé a manqué également chez un enfant atteint de colique saturnine, par suite de l'emploi d'un vernis pour meubles.

Lorsque ce symptôme existe on à la certitude qu'il y a empoisonnement par le plomb, mais lorsqu'il manque et qu'on observe d'ailleurs les autres symptômes de l'intoxication, on ne peut pas affirmer qu'on a affaire à une autre maladie.

Malgré le respect qui est dû aux opinions médicales d'un homme de la valeur de M. Foassagrives, si l'on songe qu'un courant d'air passant dans un boîte enduite de peinture fraîche enlève suffisamment de plomb pour donner lieu à un précipité, lorsqu'il est reçu dans une solution d'acide sulfhydrique, et si l'on réfléchit à la petite quantité de plomb nécessaire, lorsqu'il est dans un certain état de division, pour déterminer la colique saturnine, on aura de la peine à croire que sur les navires (là où on observe presque exclusivement la colique sèche), où des quantités notables sont employées, les hommes, sans cesse plongés dans ce milieu délétère et restreint, n'en ressentent pas bientôt les effets.

Un ingénieur en chef des constructions maritimes a calculé, en effet, que, pour un batiment de la force de 600 chevaux, on emploie :

13,226 kilog. de plomb brut pour les aménagements du navire ;

832 kilog. de minium pour peindre le fer non zingué ;

860 kilog. de mastic plombique pour les joints de la machine.

Si l'on ajoute, dit M. Sonrier, chirurgien de l'hôpital militaire de Toulon (*Gaz. des Hôp.* du 28 décembre 1865), les tuyaux pour les pompes, les charniers à siphons métalliques, les divers objets d'étain, pots de tisane, où, par l'appât du gain, il entre souvent plus de cent parties de plomb sur 900 d'étain, on arrivera souvent au chiffre énorme de 15 à 16,000 kilog. de plomb exposés aux décompositions chimiques. Or, qu'arrivera-t-il ? C'est que les hommes, sans cesse plongés dans ce milieu délétère et restreint présenteront bientôt tous les symptômes de la cachexie saturnine. Il se fait une absorption continuelle, soit par le contact incessant avec les composés plombiques (chauffeurs, matelots allant pieds nus), soit par les émanations de la peinture, soit par l'eau altérée dans les réservoirs, soit, sur les navires à vapeur, par l'exposition continuelle des chauffeurs aux molécules plombiques émanant des mastics employés pour les joints de la machine : absorption lente mais terrible, puisque les cas les plus remarquables sont ceux où le vénéneux métal pénètre dans l'économie en quantité infinitésimale, mais d'une manière continue.

Rappelons-nous, d'ailleurs, la communication faite à l'Académie de Médecine, en juillet 1861, par M. Castano, médecin en chef du corps expéditionnaire de Chine, où il est prouvé que les escadres anglaises n'ont pas eu un seul cas de coliques à leur bord, parce que les ustensiles de fer et de cuivre remplacent ceux de plomb naguère si communs sur nos navires de guerre.

Mais d'où vient que l'action du poison est souvent restreinte à quelques hommes seulement ? et pourquoi les coliques n'apparaissent-elles quelquefois que longtemps après l'intoxication, alors que le poison devrait être éliminé ?

A la première demande on peut répondre que c'est une question d'immunité dont sont douées certaines organisations, qui traversent indemnes les épidémies les plus meurtrières. Pareillement, dans les usines de plomb, on ne compte environ qu'un homme atteint sur cent.

Quant à ces faits du mal sommeillant en germe pendant des mois et des années, sans faire explosion, sans même traduire sa présence par aucun indice, on voit tous les jours les mêmes phénomènes se produire dans les usines à plomb, car il faut quelquefois très-longtemps pour arriver à la saturation de l'économie, et M. Guéneau de Mussy, lors de l'empoisonnement saturnin du château de Claremont, raconte que sur treize personnes atteintes, une ne tomba malade que longtemps après sa rentrée en France.

Si M. Foassagrives objecte que la colique sèche ne sévit pas seulement sur les navires et qu'on l'observe encore quelquefois à terre, on peut lui rappeler les faits rapportés par M. Lefèvre, dans la communication qu'il a faite, le 26 novembre 1860, à l'Académie des Sciences, au sujet de l'usage des vieilles caisses d'endaubage comme vaisselle, par les transportés à la Guyane. La soudure de ces caisses contient du plomb, et M. Lefevre a montré la coïncidence de ce fait avec une augmentation du nombre des cas de coliques sèches sur les pénitenciers, signalée par M. le médecin en chef Chapuis, dans son rapport publié par la *Gazette hebdomadaire*, et que ce médecin supposait complétement étrangère à l'action du plomb.

Ces faits ne sont-ils pas péremptoires et de nature à amener la conviction que le plomb est la cause exclusive de la colique des pays chauds? Si on doute encore, qu'on lise la note communiquée à l'Académie des Sciences, le 8 septembre 1862, par M. A. Lefevre, directeur du service de santé de la marine, à Brest.

Parmi les causes pouvant produire l'empoisonnement saturnin chez les marins, l'altération de l'eau distillée, au contact du plomb et des alliages plombiques, est une de celles qui, d'après M. Lefevre, doivent le plus fixer l'attention des hygiénistes et des médecins, et les éloges prodigués au début aux appareils distillatoires comportent tant de restrictions, ainsi qu'on a fini par s'en apercevoir, après une expérimentation de plus de vingt années, que ce n'est qu'à la condition de proscrire le plomb et ses composés de leur construction qu'on peut garantir la pureté de l'eau destinée à l'alimentation des marins et s'en servir avec sécurité. C'était le but que se proposait d'atteindre M. Lefevre, en indiquant, dans deux communications faites par lui, en 1859 et 1860, à l'Académie des Science, comme principales causes de l'empoisonnement, l'usage longtemps continué de l'eau distillée par ces appareils et des siphons en fer blanc ou en plomb adaptés aux charniers, où ils servent à l'aspiration de l'*eau acidule* destinée à consommation des équipages dans les pays chauds.

M. Lefevre signalait encore, comme très-pernicieux, l'emploi de vases en étain fabriqués avec des alliages à bas titre et contenant de fortes proportions de plomb qu'ils abandonnent au vin ou au liquide avec lesquels ils sont mis en contact : ce sont les malades et les infirmiers, qui en santé se servent constamment de ces vases, qui en subissent ordinairement l'influence.

Il a remarqué aussi que l'étamage des vases culinaires et distillatoires était pratiqué souvent à bord avec l'alliage pour soudure, contenant 40 à 50 pour cent de plomb.

Enfin, le choix du fer blanc et des soudures plombifères employés dans la construction des caisses d'endaubage, altèrent parfois ces préparations et donnent lieu à la colique sèche parmi les personnes qui en font un usage exclusif et longtemps continué, ou, ce qui est plus commun, parmi celles qui, comme les transportés à la Guyane dont j'ai parlé plus haut, se servent de ces vases pour conserver des boissons acides et préparer leurs aliments.

Quant à la fréquence des accidents saturnins observée chez les chauffeurs et les mécaniciens, M. Lefevre l'attribue aux mastics au minium et à la céruse qu'ils employent pour les joints des machines.

Depuis 1858, le ministre de la marine ayant pris en considération les diverses propositions que lui avait fait soumettre M. Lefevre, au sujet des réformes qu'il était nécessaire d'apporter dans plusieurs parties du matériel naval, afin de prévenir les chances d'intoxications plombiques auxquelles sont exposés les navigateurs, et divers arrêtés ayant pris dans ce but, il devenait utile de constater l'influence qu'ils ont pu avoir sur le développement de la colique sèche.

Parmi les navires armés, depuis le commencement de 1859, un seul, l'aviso à vapeur l'*Achéron*, attaché à la station des Antilles, a vu, en 1860, la prétendue colique sèche se développer dans son équipage avec ce caractère épidémique auquel on attribuait naguère une signification caractéristique de sa nature non saturnine. Une recherche intelligente a prouvé, sans contes-

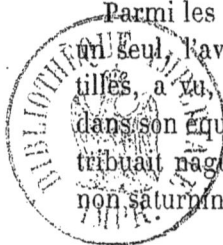

tation possible, que le plomb en avait été la cause, et que c'était la saturnisation de l'eau distillée, produite par un appareil dont l'étamage contenait une forte proportion de plomb, qui avait été le point de départ des accidents observés.

« Depuis la même époque, ajoute M. Lefèvre, les rapports des médecins, appartenant aux autres stations navales, prouvent que si plusieurs d'entr'eux conservent la croyance à une colique spéciale aux climats chauds, qui serait distincte de la colique saturnine, tous ont appris à compter avec le plomb et ses composés dont ils ne méconnaissent plus la funeste influence. » Il ressort, en effet, de ces rapports :

1° Que depuis l'application des mesures hygiéniques ordonnées par le ministre de la marine, la colique sèche, autrefois très-commune dans plusieurs stations, au Sénégal par exemple, y est devenue très-rare, quoique les autres maladies infectieuses dont on a voulu la rapprocher aient conservé leur pernicieuse activité ;

2° Que l'éveil donné sur l'action délétère des composés plombiques apprend à rechercher la part qu'ils ont pu avoir dans la production des accidents qu'on est appelé à soigner, et qu'avec de la persévérence on parvient souvent à préciser aujourd'hui la cause réelle qui les a produits ;

3° Que la constatation, dans la généralité des cas observés, *du liseré ardoisé des gencives,* qu'on avait mis en doute, confirme chaque jour l'opinion que le plomb doit être la cause de la colisèche.

La fréquence de cette maladie sur les navires français stationnant sous la zône tropicale opposée à sa rareté sur les batiments anglais, où on la qualifie de maladie française, était un point nexpliquée et inexplicable avec la théorie miasmatique de sa production. On a observé, en effet, sur la côte occidentale d'Afrique, en 1846-47, que les matelots anglais, qui fatiguaient plus que les nôtres par les corvées de nuit dans les embarcations sur le littoral, où ils étaient exposés d'une manière plus directe et plus continue aux miasmes délétères, étaient épargnés par la colique qui sévissait avec intensité parmi les équipages de quelques-uns de nos navires.

Il ressort des expériences de M. Archambault, que le vin a la propriété d'activer les effets délétères de la poussière de cristal. Cela explique pourquoi les ivrognes, soumis à l'action des composés plombiques, sont plus rapidement et plus gravement atteints que ceux qui ne font pas d'excès, et pourquoi, à chances égales d'intoxication, des accidents toxiques doivent avoir plus de tendance à se produire chez les sujets dans le régime desquels le vin est habituel que chez ceux qui n'en boivent pas. Aussi l'usage du vin, et surtout des vins acerbes délivrés en rations aux équipages français, doit-il favoriser chez eux le développement des accidents.

Comme la colique de Poitou, de Normandie et du Devonshire, la colique sèche des pays chauds doit donc se ranger sous une cause unique :

L'Intoxication saturnine.

Tout au plus pourrait-on dire que cet empoisonnement présente, dans les pays chauds et dans certains climats, des modifications dues au concours de la température et à diverses conditions inhérentes à la vie de bord qui ne feraient que rendre plus actifs les effets du poison.

IV

Telle était mon opinion, lorsque, à mon retour d'un voyage que je fis dans les Pyrénées, ce mois d'août 1865, je trouvai la ville de Castelmoron-sur-Lot pleine de malades dont quelques-uns me firent appeler. Ils présentaient les symptômes de l'empoisonnement par le plomb, mais je ne pus constater chez eux d'une manière certaine le liseré gingival. L'absence de ce symptôme, la chaleur excessive qu'il faisait joints à l'impossibilité où j'étais de soupçonner des empoisonnements aussi nombreux dans une ville où on n'avait jamais rien rien vu de pareil et dont la population n'avait rien changé à ses habitudes, me firent songer à la colique sèche des pays chauds. Malgré les nombreuses preuves de sa non-existence, les doutes des médecins qui l'admettent encore allaient-ils être justifiés?

Serait-il vrai, me dis-je, qu'il peut exister une maladie ressemblant à l'empoisonnement par le plomb et n'en différant que par l'absence du liseré bleu des gencives?

L'incertitude qui naquit alors dans mon esprit devait avoir d'autant moins d'inconvénients pour mes malades que le professeur Grisolle disant, dans son traité de pathologie interne, que « le traitement de la colique de plomb devrait être prescrit rigoureusement dans les cas de colique végétale, je suivis ce conseil dès que la maladie prit un caractère grave. Les drastiques unis aux opiacés firent merveille, mais la guérison ne fut pas de longue durée. Les rechutes furent presque immédiates et des paralysies survinrent. Par bonheur, j'eus alors l'occasion de constater chez un malade le liseré de Burton, et mon diagnostic fut assuré : j'avais affaire à une intoxication saturnine. Comme moi, le docteur Ch. de Sainte-Marie, auquel je fis voir ces malades, fut d'avis que le plomb était la cause de tous ces accidents.

Mais comment tous ces malheureux s'empoisonnaient-ils? L'eau, les aliments furent de suite mis hors de cause. Le vin, que je demandai à voir, paraissait être d'excellente qualité ; il avait tun bel aspect et un goût que tout le monde s'accordait à déclarer bon. Ces qualités comparées au prix d'achat, qui était assez bas, me le firent d'abord soupçonner, et mes soupçons acquirent encore plus de de force lorsque j'appris que tous les malades buvaient de ce même vin, et qu'il n'y avait de malades en ville que les personnes qui en buvaient. De plus, quand un membre d'une famille était malade, tous les autres l'étaient en même temps, ou à peu près, et les premiers atteints étaient ceux qui buvaient le plus, c'est-à-dire les hommes, puis venaient les femmes et enfin les enfants. La certitude de tenir la cause morbide était déjà grande, je dus la compléter par l'analyse chimique de ce vin. Je la confiai à M. Louis Boudet, pharmacien à Castelmoron-sur-Lot, et j'emportai chez moi un flacon de ce liquide pour le soumettre à l'épreuve d'un procédé très-prompt, très-commode, à la portée de tout le monde, et dont je conseille l'emploi, parce que c'est un moyen facile de savoir si le vin qu'on achète ne contient pas de plomb, métal dont le protoxyde ou *litharge* est souvent employé, comme on sait, pour clarifier et dulcifier les vins piqués. Ce procédé consiste à verser quelques gouttes d'acide sulfurique dans un verre de vin. S'il y a du plomb, le liquide se trouble légèrement, et, environ une demi-heure après, on voit, sur les parois et surtout au fond du verre, un dépôt blanc qui n'est autre chose que du sulfate de plomb.

Le vin de Castelmoron traité ainsi présenta le dépôt dont je viens de parler et l'analyse faite par M. Boudet donna les résultats suivants :

Soixante grammes de vin furent évaporés à siccité ; au résidu il fut ajouté que l'azotate de potasse et le mélange fut jeté dans un creuset chauffé au rouge, puis traité par l'acide azotique qui dissout les oxydes métalliques, s'il en existe. Cette solution acide fut évaporée aussi à siccité et reprise par l'eau. Le soluté aqueux traité par les réactifs qui suivent, donna :

1° Par l'*iodure de potassium*, un précipité *jaune ;*

2° Par le *sulfhydrate d'ammoniaque*, un précipité *noir* insoluble dans l'ammoniaque et dans un excès de réactif ;

3° Par l'*acide sulfhydrique*, un précipité *noir ;*

4° Par le *cyanoferrure de potassium*, un précipité *verdâtre ;*

5° Par le *chromate de potasse*, un précipité *jaune ;*

6° Par le *tannin*, un précipité *jaune foncé ;*

7° Par la *potasse*, un précipité *blanc.*

Toutes ces réactions décèlent la présence du plomb. Le précipité verdâtre obtenu à l'aide du cyanoferrure de potassium accusant la présence d'un sel de cuivre, ferait penser que la préparation de plomb employée par le falsificateur est la *litharge* impure du commerce qui contient toujours un peu de fer et de cuivre.

Le vin ayant été mis à l'index, à la suite d'un rapport que je fis au maire de Castelmoron, on cessa d'en boire et il n'y eût pas de nouveaux malades. Ceux qui n'étaient encore que légèrement atteints guérirent, mais malheureusement il était survenu chez quelques-uns des accidents encéphalopathiques de la dernière gravité et des paralysies très-étendues qui persistent encore (1er Décembre 1865).

V

Les faits que je viens de raconter montrent une fois de plus :

1° La nécessité qu'il y a de signaler les dangers de l'usage d'un métal dont les effets toxiques sont si évidents, si insidieux et si terribles;

2ª L'utilité et l'urgence d'effacer des cadres nosologiques la maladie connue sous le nom de *colique sèche des pays chauds* qui, comme je l'ai dit et prouvé plus haut, doit, ainsi qu'on l'a fait depuis longtemps pour les coliques du Poitou, de Normandie et du Devonshire, être attribué à sa véritable cause :

L'Intoxication saturnine.

Lorsque le liseré gingival manque, ou est mal caractérisé, l'idée qu'il peut exister une maladie ne différant de l'empoisonnement saturnin que par l'absence de ce phénomène peut, en effet, induire le médecin en erreur et l'empêcher de se livrer de suite à la recherche de la vraie cause morbide. Et que de malheurs peuvent être ainsi prévenus ! Qu'il me soit permis, en terminant, de dire que c'est lorsqu'il se présente des occasions semblables de rendre service à l'humanité (tous les malades de Castelmoron auraient fini par succomber, s'ils avaient continué à boire du vin), qu'on se prend à admirer, à aimer la médecine et qu'on se plait à reconnaître que notre art, malgré ses imperfections, est encore le produit le plus utile des investigations de l'esprit humain.

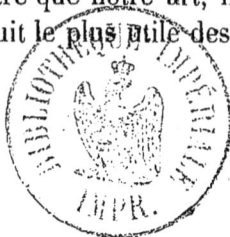

www.ingramcontent.com/pod-product-compliance
Lightning Source LLC
Chambersburg PA
CBHW060527200326
41520CB00017B/5150